QUESTION

DE

MÉDECINE LÉGALE;

Par A. Grimaud, D. M. P.,

MÉDECIN DU XIe ARRONDISSEMENT, MEMBRE DE PLUSIEURS SOCIÉTÉS
SAVANTES, ETC.

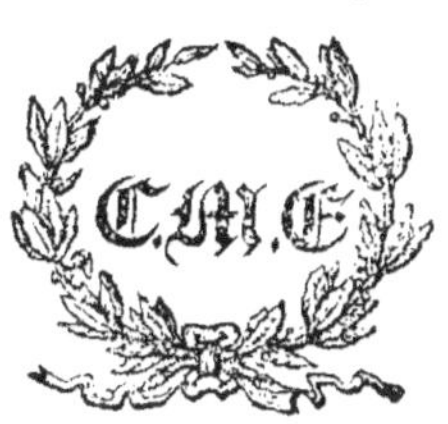

PARIS,

EBERHART, IMPRIMEUR-LIBRAIRE,

RUE DU FOIN S.-JACQUES, N° 12.

1833

QUESTION

MÉDECINE LÉGALE.

Est-il possible de distinguer une apoplexie sur le cadavre, seulement d'après les caractères extérieurs ?

Afin de résoudre cette question qui n'est pas sans intérêt, surtout pour les médecins auxquels l'autorité commet la vérification des décès, nous devons admettre deux sortes d'*apoplexies sanguines* (ce qu'on a nommé *apoplexie séreuse*, n'est point une maladie congénère : il n'en sera point ici question). L'une est l'*apoplexie foudroyante*, qui cause immédiatement la mort, dans laquelle l'hémorrhagie cérébrale a été brusque et rapide comme la foudre. L'autre *apoplexie* dans laquelle l'épanchement sanguin se fait avec plus ou moins de promptitude, ne détruit les fonctions vitales, qu'après une demi-heure, plusieurs heures ou même quelques jours.

Cette distinction établie, nous allons, avec d'autant plus de soins, que je ne sache pas qu'on l'ait jamais fait, signaler les caractères extérieurs au moyen desquels on peut prononcer sur l'existence d'une apoplexie.

1° **CARACTÈRES DE L'APOPLEXIE FOUDROYANTE.**

1° *Coloration.* — Quel que soit le siége qu'affecte l'hémorrhagie cérébrale, lorsqu'elle a été foudroyante, le cadavre offre, sur toute sa surface, que l'embonpoint soit ou non fort grand, une décoloration, une pâleur remarquable. D'une couleur mate et plus prononcée sur les régions inférieures, elle se manifeste en même temps que la mort; ce qu'explique bien naturellement l'épanchement encéphalique. Elle est rarement jaunâtre, jamais verdâtre, à moins que ce ne soit à une époque voisine de la putréfaction. Elle ne peut être *livide* ou d'un *violet foncé*, ainsi que le pense M. Rochoux (*Dict.* 21 *vol., art. Apopl.*), parce que cette dernière couleur ne s'observe que dans l'apoplexie qui a duré un certain temps. Nous sommes d'autant plus fondé à émettre cette opinion, qu'elle se trouve corroborée par le passage suivant du même auteur : « On rencontre presque aussi fréquemment l'engorgement sanguin du cuir chevelu. Il n'est pas rare non plus de rencontrer de larges ecchymoses sur le cou, la poitrine ou même les membres. La persistance de ces diverses congestions de sang, dont on trouve encore quelquefois des traces sur des sujets qui ont survécu *quinze ou vingt jours à leur maladie,* prouve que, outre l'hémorrhagie du cerveau, il y a encore dans l'apoplexie un raptus du sang vers toute la tête, dont l'existence ne se borne pas à la courte durée de l'attaque, mais se prolonge encore pendant un assez long temps ». Il est évident que si cet estimable auteur eût fait la même distinction que nous, il eût aussi assigné la pâleur ou la couleur jaunâtre à l'apoplexie foudroyante, et la coloration en *violet* ou *livide*, aux cas où le *raptus* vers la tête s'est en quelque sorte disséminé à l'extérieur et à l'intérieur, et n'a produit qu'une congestion sanguine non immédiatement mortelle.

La pâleur m'a plusieurs fois fait prononcer sur l'existence d'apoplexies foudroyantes, notamment dans une circonstance où le médecin traitant avait déclaré à l'autorité qu'il y avait un empoisonnement, et où la nécroscopie offrit à M. Tacheron et à moi, plus de cinq onces de sang dans le ventricule latéral droit. Du reste, sur un nombre considérable de corps dont j'ai fait l'ouverture, ce caractère s'est toujours montré fidèle. Aucune maladie, excepté peut-être celles qui sont congénères, ne présente cette pâleur mate au même point que l'apoplexie foudroyante.

2° *Froid.* — Le froid cadavérique est assez promptement sensible après la mort d'un apoplectique. Il ne se développe cependant que plusieurs heures après la roideur.

3° *Roideur.* — Elle atteint également tous les membres. L'hémiplégie ne se révèle point dans cette apoplexie, comme dans celle dont nous allons parler. La roideur préexiste à la naissance du froid : Louis l'avait observée.

4° *Stupeur* et *physionomie*. — La stupeur n'apparaît point ici; car à part la pâleur mate dont nous venons de nous occuper, la physionomie est peu changée. Les traits même ne laissent pas que d'être épanouis. L'œil reste vitré plus de vingt-quatre heures. Les lèvres sont blêmes.

5° *Vergetures*. — Elles ne se montrent que tardivement, le plus souvent après vingt-quatre heures.

6° *Transsudation cadavérique*. — C'est ainsi que je nomme cette disposition qu'ont, après la mort, les fluides animaux à obéir aux lois de la pesanteur, à se porter dans les parties les plus déclives. Quoique Bruhier, Louis, Fodéré, M. Orfila, etc., n'en fassent jamais mention, la transsudation n'en est pas moins, conjointement avec celui dont nous allons parler, le signe le plus certain et le plus infaillible de la mort, avant le développement de la putréfaction. Bichat l'avait entrevue. Dans l'apoplexie foudroyante, elle ne se manifeste qu'avec lenteur.

7° *Aplatissement cadavérique.* — Effet si-multané de la pression du corps sur les objets où il est appuyé, et de la transsudation des liqueurs animales, l'aplatissement cadavérique sur lequel j'appelle le premier l'attention, nous offre le caractère le plus sûr et le plus vrai de la mort; jamais la vie ne peut le pro-duire. Antérieur à la putréfaction et à la rigidité, on le voit se développer lentement dans l'apoplexie foudroyante.

2° CARACTÈRES EXTÉRIEURS DE L'APOPLEXIE NON-FOUDROYANTE.

Dans cette apoplexie les caractères ne sont plus les mêmes.

1° *Coloration.* — Elle peut offrir toutes les nuances dont nous avons parlé. La couleur vio-lacée est plus prononcée, lorsque l'apoplexie a duré quelques heures, et qu'aucune émission sanguine n'a été faite : on en conçoit les rai-sons.

2° *Froid.* — Moins rapide que dans l'apoplexie foudroyante.

3° *Roideur* et *flexibilité.* — C'est sous ce rapport qu'on trouve un caractère bien distinct et bien saillant. Tout le côté paralysé reste *flexible*, tandis que celui qui a conservé l'intégrité de ses forces musculaires, est frappé d'une *roideur cadavérique* des plus grandes. Aucun auteur n'a indiqué ce phénomène, et cependant dans un grand nombre de cas observés, il ne m'a point présenté d'exceptions, si ce n'est dans une apoplexie du cervelet que M. le D' Moncla m'a fourni l'occasion de voir, et dans laquelle nous avons remarqué, pendant la vie, une résolution de tous les membres, et après la mort, une roideur égale sur les uns et sur les autres.

4° *Stupeur* et *physionomie.* — La stupeur est très-prononcée, surtout lorsque la mort est arrivée plusieurs heures après l'invasion de l'apoplexie. Il y a *déviation de tout un côté du visage, marquée au nez et à l'une des commissures des lèvres.* L'œil est couvert d'une toile glaireuse.

5° *Vergetures* et *ecchymoses.* — Les verge-tures arrivent assez promptement, et les ecchy-moses qui existaient durant la vie, se conser-vent fort distinctes.

6° et 7° *Transsudation* et *aplatissement cada-vériques.* — Ils se montrent bien promptement dans l'apoplexie non foudroyante.

En résumant les signes cadavériques et exté-rieurs de l'apoplexie, on en trouve de certains, d'incontestables et de plus tranchés que dans aucun autre genre de mort. 1° Pour l'apo-plexie foudroyante, c'est particulièrement la pâleur mate, l'épanouissement des traits et l'œil vitré ; 2° pour l'apoplexie non fou-droyante, la déviation d'un côté du visage et surtout de la bouche, et la flexibilité des mem-bres paralysés, lorsque ceux non paralysés sont d'une roideur remarquable.

Mandé naguères pour constater le décès d'un homme mort depuis environ 17 heures, et qui ne me présentait aucun des caractères que nous venons de voir appartenir à l'apoplexie, je n'hésitai pas à déclarer qu'il n'avait point succombé à cette cause de mort. Et cependant, *à mon insu*, mon collègue qui l'avait traité, avait formellement écrit qu'il y avait *apoplexie*. Le malade avait été trouvé, vers huit heures du matin, étendu sur le carreau de sa chambre, au milieu *des matières qu'il avait rendues par l'anus et par la bouche ;* il n'avait point de connaissance, mais il la recouvra faiblement peu après, et la conserva jusque vers cinq heures du soir, où il mourut. Il n'avait offert aucun indice de paralysie : il avait pu parler, se servir de ses bras, etc. Au moment de ma visite, il y avait *une roideur fort considérable de tous les membres* et encore un peu de chaleur. Les ongles étaient noirâtres, de même que presque toute la surface cutanée ; l'œil était couvert de la toile glaireuse ; la transsudation et l'aplatissement cadavériques étaient sensibles sur toutes les parties postérieures du tronc, particulièrement sur celles où reposait le corps.

La mort était évidente ; mais y avait-il apoplexie ?

Une apoplexie a-t-elle jamais pour symptômes des vomissemens et de la diarrhée ?

Tous les auteurs sont unanimes sur ce point, que les vomissemens et la diarrhée ne précèdent ou n'accompagnent point l'apoplexie. C'est sur la paralysie intestinale qu'est fondée cette pratique, de donner à hautes doses le tartre stibié. Desbois de Rochefort voulait qu'on l'administrât à 24 grains. Or, dans le cas présent, il y avait eu vomissemens et diarrhée. Je devais donc d'autant moins penser à une apoplexie, qu'en outre, je ne voyais ni déviation d'une moitié de la face, ni flexibilité des membres d'un seul côté du corps : caractères qu'aurait infailliblement présentés le cadavre, s'il y avait eu apoplexie, puisque l'individu avait survécu de neuf heures au moins à son attaque.

Mais peut-être mon honoré confrère a-t-il pensé que son malade était mort d'une *apoplexie séreuse ?* S'il en était ainsi nous serions d'accord, puisque dans le *choléra sporadique,* auquel j'ai attribué la mort de cet homme, il y a toujours épanchement de sérosité dans le cerveau, vérité démontrée par toutes les né-

croscopies faites avec soin. Il est fâcheux que
des recherches anatomiques n'aient point en-
levé les doutes qui peuvent à ce sujet s'élever
dans les esprits.

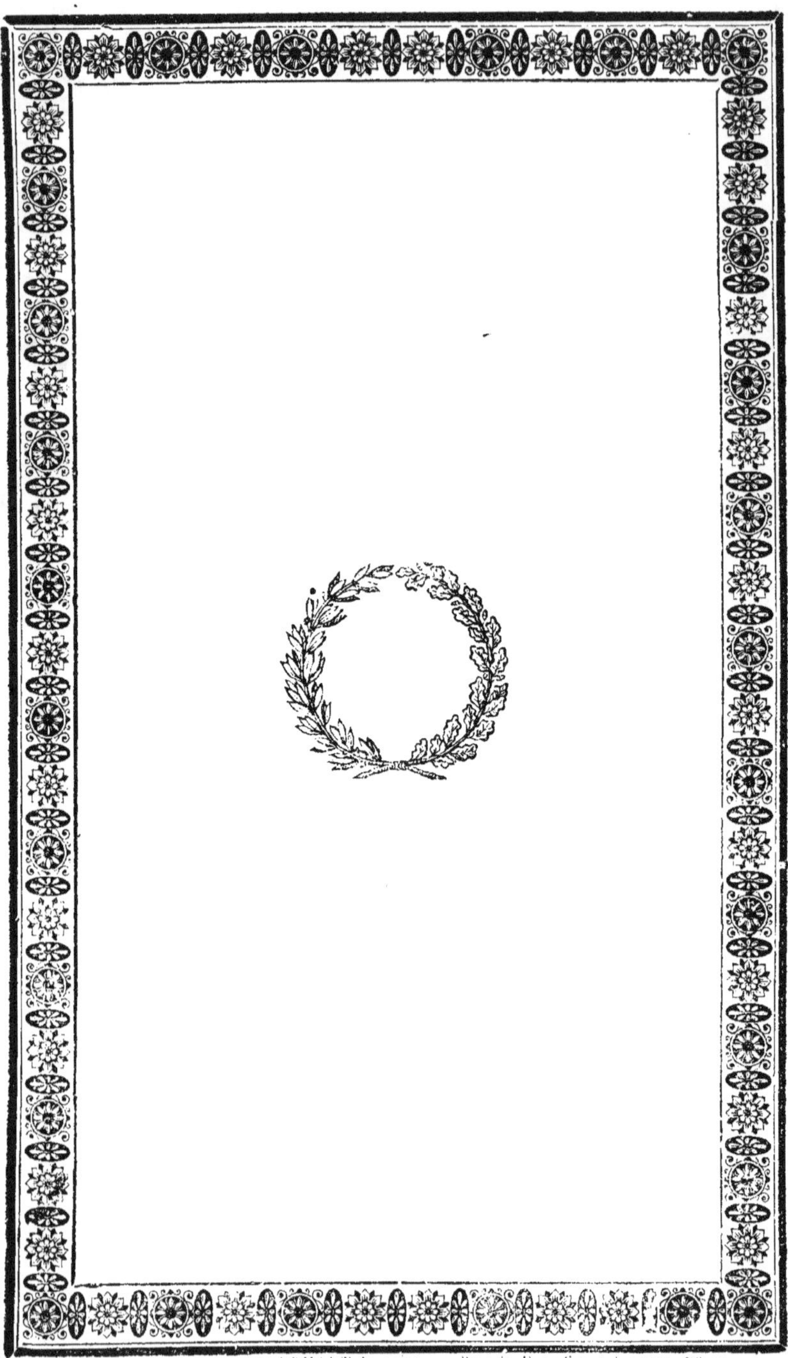

EBERHART Imprimeur, Rue du Foin Saint-Jacques, N° 12.